CONSIDÉRATIONS

SUR LE TRAITEMENT

DU

TUBERCULEUX PULMONAIRE

PAR

M. le Docteur LEUDET

ANCIEN PRÉSIDENT DE LA SOCIÉTÉ DE MÉDECINE DE PARIS

SECRÉTAIRE GÉNÉRAL DE LA SOCIÉTÉ D'HYDROLOGIE MÉDICALE

MÉDECIN AUX EAUX-BONNES

PARIS

IMPRIMERIE ALCAN-LÉVY, 24, RUE CHAUCHAT

—

1896

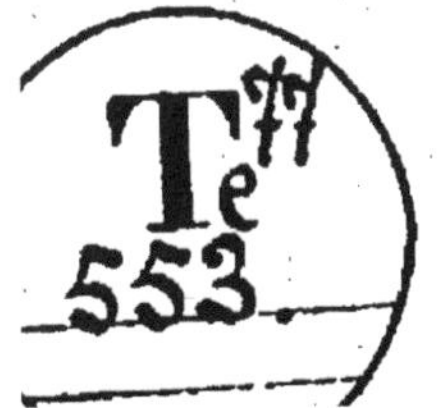

CONSIDÉRATIONS

SUR LE TRAITEMENT

DU

TUBERCULEUX PULMONAIRE

PAR

M. le Docteur LEUDET

ANCIEN PRÉSIDENT DE LA SOCIÉTÉ DE MÉDECINE DE PARIS

SECRÉTAIRE GÉNÉRAL DE LA SOCIÉTÉ D'HYDROLOGIE MÉDICALE

MÉDECIN AUX EAUX-BONNES

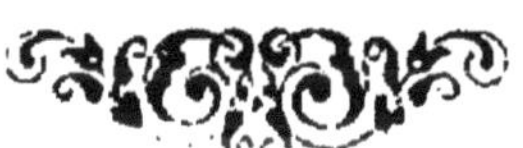

PARIS

IMPRIMERIE ALCAN-LÉVY, 24, RUE CHAUCHAT

1896

CONSIDÉRATIONS

SUR LE

Traitement du Tuberculeux Pulmonaire

Par M. le Docteur LEUDET

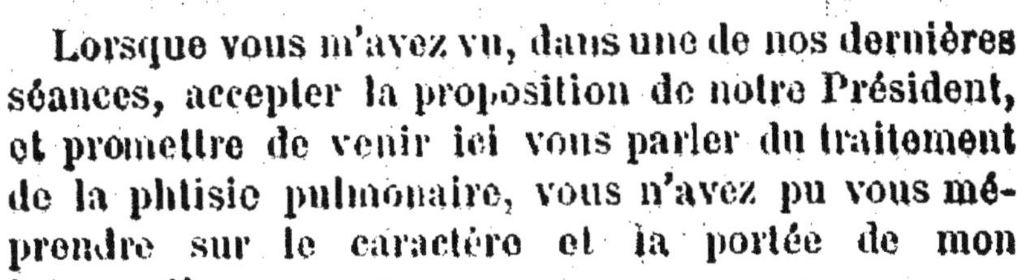

Lorsque vous m'avez vu, dans une de nos dernières séances, accepter la proposition de notre Président, et promettre de venir ici vous parler du traitement de la phtisie pulmonaire, vous n'avez pu vous méprendre sur le caractère et la portée de mon intervention.

Il n'est jamais entré dans votre esprit, n'est-il pas vrai ? que je dûsse aborder une telle étude dans son ensemble et dans sa complexité. Passer en revue les innombrables médications, que les médecins de tous les temps et de tous les pays ont employées pour combattre la plus grave et la plus universelle des maladies de l'espèce humaine, ce serait faire l'histoire des variations de la médecine ; ce serait aussi, j'en ai peur, tomber dans les lieux communs ou dans de vagues généralisations.

Je désire simplement vous présenter quelques considérations sur la pathologie et la thérapeutique générales du phtisique, sur les conditions pathogéniques multiples auxquelles il obéit ; et, pour mieux saisir les indications thérapeutiques, dont il relève, je ne m'occuperai que d'un seul malade, celui que j'appellerais volontiers le phtisique *bien portant* celui que nous déplaçons que nous envoyons à la campagne, à la mer, aux eaux, dans le Midi, dans les montagnes. Ce malade-là nous intéresse tout particulièrement ; car il est plus qu'un autre susceptible d'amélioration durable, ou même de guérison définitive. Vous le connaissez tous, et je n'ai pas besoin de le définir. Permettez-moi cependant de vous esquisser quelques-unes des physionomies qu'il nous offre.

C'est le jeune homme qui, sans tare personnelle ou familiale, se met à tousser au sortir du collège. Les signes, indécis d'abord, se dessinent peu à peu! et finissent par prendre le caractère d'un engorgement, d'une induration fixe au sommet d'un des poumons.

C'est la jeune fille, dont la menstruation s'établit difficilement, que nous qualifions de chlorotique, et qu'une hémoptysie soudaine, avec détermination pulmonaire invariable, range définitivement dans la classe des tuberculeux.

C'est un adulte, avec une hérédité malsaine, qui à la suite d'une pleurésie, datant de 2, 3 ou 4 ans, et sans gravité apparente, voit un beau jour sa santé s'altérer sérieusement, et chez lequel nous constatons les craquements caractéristiques du second degré.

C'est un autre adulte, plus âgé celui-là, qui parvient à 40 ou 50 ans, qui toute sa vie a toussé, a craché du sang, a eu des bronchites graves avec fièvre, qui s'est toujours relevé, et qui nous présente une caverne, dont les frontières sont faites de tissu fibreux.

Ce sont tous ces délicats de poitrine, tous ces malingres de constitution, qui côtoient la phtisie sans jamais tomber dans la consomption, et qui, quel que soit le degré de leur lésion pulmonaire, vivent et meurent avec une localisation spécifique, qui jamais ne se généralise.

Ne cherchez pas dans l'observation des phtisiques la fixité des traits de la maladie expérimentale. Chez nos malades, la nuance dans les signes, l'indécision dans la marche, la variabilité dans les terminaisons, sont la règle. A l'encontre du physiologiste qui, maître de la cause et la maniant à son gré, la fait pénétrer dans des organismes asservis, dont les résistances sont brisées, dont les aptitudes physiologiques ou pathologiques ne comptent pas ; qui ne voit et n'étudie en réalité que la puissance d'un poison qu'il espère atténuer ou vaincre, nous sommes, nous médecins, les simples témoins d'une lutte que nous n'avons pas provoquée. La force de l'assaillant comme la qualité de l'assailli ne sont pas notre œuvre. Nous devons démêler, dans les diversités et dans les irrégularités du drame qui se déroule sous nos yeux, les éléments d'information propres à fixer notre pronostic et notre traitement.

Depuis 20 ans, la thérapeutique du phtisique oscille entre deux méthodes de traitement : l'une, étiologique et microbienne, l'autre, purement et simplement hygiénique. Ce n'est pas assez dire. Depuis les mémorables travaux de Villemin, et surtout depuis la découverte du bacille tuberculeux, le clinicien ne s'est préoccupé que de la maladie. Il a paru oublier le malade. La parole étant au laboratoire, il a fait comme l'expérimentateur ; il n'a vu et il n'a voulu voir que la cause ; partant, il n'a poursuivi qu'un but, atteindre le microbe et le détruire.

La notion du bacille primant ainsi celle du malade, et la considération du germe ou de la graine l'emportant sur celle du terrain, l'organisme, avec ses réactions multiples, avec ses modalités cliniques variées, avec ses appropriations thérapeutiques diverses, est devenu peu-à-peu, je ne dirai pas une quantité négligeable, mais un élément secondaire pour la solution du problème posé.

Comme la seule médication qui s'imposât était la médication étiologique, celle qui dérive de l'origine et de la nature du mal, on se mit à la recherche des virus-vaccins, des sérums préventifs ou immunisants, et des médicaments spécifiques.

Pendant qu'on les cherchait, et quoiqu'on ne les trouvât pas, les médications traditionnelles, celles qui s'adressent à l'individu, furent délaissées, tenues en suspicion, déclarées impuissantes, plus ou moins abandonnées, et finalement remplacées par les agents purs et simples de l'hygiène, l'air et l'alimentation.

La question en est encore là aujourd'hui. En l'absence d'une médication uniforme, spécifique, d'une thérapeutique qui vise la cause, qui détruit le germe ou l'empêche d'évoluer, devons-nous, pour traiter nos phtisiques, nous contenter des seuls secours de l'hygiène, et reléguer au second plan les agents de la thérapeutique, parmi lesquels je mets au premier rang les Eaux minérales? Voilà le problème.

Pour le résoudre, interrogeons les faits, et, pour les faire parler, précisons nos questions, en choisissant nos malades.

Ici, je demande à la Société de me permettre de faire une incursion dans le domaine de l'hydrologie et de la climatologie, et de prendre mes exemples dans les médications que je connais le mieux.

Le phtisique nous offre trois sources principales d'information thérapeutique : son poumon, son appareil circulatoire, son appareil digestif.

Rien n'est plus irritable et rien n'est plus tolérant que le poumon du poitrinaire. Si les remèdes *doux* conviennent aujourd'hui, les remèdes *forts* conviendront demain. Et par remèdes doux et forts, je n'entends pas opposer l'un à l'autre l'arsenic et le soufre, l'arsenic qui blanchirait le tubercule et le soufre qui le congestionnerait. On a singulièrement abusé des mots, et pour les besoins d'une cause qui n'a rien de scientifique, lorsque, pour caractériser les effets des cures thermales de l'Auvergne et des Pyrénées, on a voulu faire de la *substitution* ou de *l'action de surface* le facteur unique de la cure sulfureuse, et de l'action *altérante* ou *nutritive* la caractéristique des cures arsénicales ou chlorurées-sodiques.

Chacune de ces cures est tour à tour béchique et calmante, silencieuse ou excitante, superficielle ou profonde, selon le degré d'évolution du mal, selon la connivence ou la résistance du malade. C'est ainsi que le pulmonaire chronique, dont la poussée broncho-pneumonique est *éteinte*, se trouve bien des Eaux-Bonnes, et qu'avec de l'*éréthisme circulatoire* général ou local, il devient tributaire du Mont-Dore.

Et puisque l'occasion m'est offerte de parler de la médication hydro-minérale, de son rôle important dans la thérapeutique de la phtisie, je ne puis mieux faire que de résumer ici l'histoire d'une de mes malades.

Une jeune femme de 24 ans, habitant la Bretagne, m'est adressée l'été dernier. Elle tousse et crache depuis six mois; elle a maigri et perdu l'appétit : aucun antécédent tuberculeux n'existe dans sa famille. Avant de tomber malade, elle a soigné une de ses cousines, qu'elle aimait beaucoup, et qui est morte de phtisie.

Est-ce là un cas de contagion? Les signes physiques ne laissent aucun doute sur la nature du mal. Le tiers supérieur du poumon droit présente avec de la résistance au doigt et de la matité des râles sous-crépitants à timbre craquant; la respiration est rude et bronchique dans les deux tiers inférieurs. Rien à gauche.

La toux est fréquente, l'expectoration abondante, surtout le matin et le soir. Il y a eu quelques crachats teintés de sang, jamais d'hémophtysie véritable. Etat fébrile vespéral assez léger; le pouls oscille entre 90 et 100, le thermomètre monte le soir à 37°8; quelques sueurs nocturnes localisées. Appétit médiocre, dégoût pour la nourriture; pas de diarrhée. Règles régulières, mais plus faibles depuis deux mois.

Un échantillon des crachats envoyés à Paris est examiné par un chimiste distingué. M. Frenkel, membre titulaire de la Société d'hydrologie. Je transcris ici la partie de la note de mon collègue, qui a trait à l'examen bactériologique : « Je trouve, dit M. Frenkel, des bacilles de Koch en nombre modéré. La numération donne le chiffre de 5,675 bacilles dans 1/2 goutte. Je trouve en outre une quantité considérable de diplococques non capsulés. Il s'agirait des débuts d'une phtisie pulmonaire, aggravés par la présence de diplococques. »

En raison de l'état fébrile, d'une certaine dépression des forces générales, je me refuse à commencer immédiatement la cure. Je prescris simplement le repos à l'air libre, et l'usage du lait de chèvre, que la malade prend volontiers.

Huit jours après son arrivée, Mme X..., se sent mieux : il y a moins d'acuité dans les signes locaux et généraux ; je commence le traitement thermal.

Pendant quatre semaines, l'Eau-Bonne est prise sans interruption à doses progressivement croissantes d'un quart de verre — 50 grammes d'eau, — le matin à jeun, elle est successivement portée à deux quarts, trois quarts, puis un verre et un verre et demi, soit 300 grammes d'eau par jour. Avec des bains de pieds quotidiens, et le lait déjà prescrit, ce fut tout le traitement.

Pendant cette cure de 28 jours la malade renaît à vue d'œil. Son mari, son entourage, ses voisins d'hôtel ne tarissent pas sur l'amélioration si considérable et si rapide de son état de santé.

Un nouvel échantillon des crachats devenus très-rare, est alors envoyé à M. Frenkel. Voici le résultat de cette seconde analyse :

« L'examen bactériologique fournit le fait curieux « de l'*absence complète du bacille de Koch*. Je trouve « dans les grumeaux épais des diplocoques en très « petite quantité. »

Les signes stéthoscopiques sont profondément modifiés : quelques râles à timbre sec, sans matité appréciable, persistant au sommet droit; mais le catarrhe spécifique a disparu, la phlegmasie infectieuse a rétrocédé, et le mieux local marche de pair avec le mieux général.

La malade part des Eaux-Bonnes ayant gagné en poids 3 kilog, repris ses forces et sa gaieté, mangeant bien, toussant et crachant à peine. Sur mon conseil, Mme X... a quitté la petite ville de Bretagne, près de la mer, qu'elle habitait; elle a passé l'hiver à la campagne, dans les environs de Tours.

Son mari et son médecin m'ont écrit. La lettre de mon confrère date de six semaines : Il me dit que notre malade va très bien, qu'elle n'a pas pris un seul rhume de tout l'hiver, et que, sauf une légère sub-matité au niveau de l'épine de l'omoplate du côté droit, avec un peu de rudesse du murmure vésiculaire, il ne constate chez elle rien d'anormal.

En donnant cette observation, je ne prétends pas dire que les Eaux-Bonnes agiront toujours, dans des cas analogues, d'une façon aussi heureuse. Encore moins ai-je la prétention de faire d'elles un médicament bactéricide, anti-bacillaire. Mais enfin, le fait clinique est là, et il porte avec lui certains enseignements qu'il me reste à signaler.

Et d'abord, pourquoi n'ai-je pas hésité à prescrire la cure thermale, alors que quelques jours auparavant je ne voulais pas en entendre parler? Je sais bien que par le fait du repos, du bon air et de la diète lactée, ma malade se trouvait mieux. Mais le mieux en réalité, ne changeait rien à la gravité de la situation. Non; mes raisons d'intervenir, je les puisais ailleurs; je les trouvais en ceci :

Malgré la nature et l'étendue de la lésion pulmonaire, malgré l'état fébrile, malgré le mauvais état des voies digestives, la malade était debout, elle résistait à l'ennemi.... En l'examinant, en l'observant, je sentais que je n'assistais pas à une poussée véritablement active de son mal. Cette poussée active s'était traduite, deux ou trois mois auparavant, par des crachats thémoptoïques, une toux incessante, de la fièvre vespérale intense, des sueurs nocturnes profuses, par la perte de l'appétit, un amaigrissement sensible, etc. Mais aujourd'hui l'acuité des signes, tant locaux que généraux, avait tendance à décroître, et faisait place à une phase sub-aiguë de l'évolution bacillaire. Je pouvais intervenir sans crainte, sachant de longue date pour l'avoir vérifié maintes fois, que les *aiguës allongées*, comme les appelle Bordeu, sont de toutes les modalités cliniques des phlegmasies broncho-pulmonaires, celles qui obéissent le mieux à la cure sulfureuse des Eaux-Bonnes.

Notre malade a donc été débarrassée de son catarrhe et de ses bacilles; il a suffi pour cela d'un traitement de quelques semaines. Le fait n'est pas banal; comment l'expliquer?

L'apparition et les conditions de développement, la phase d'évolution de la lésion bacillaire peuvent nous donner, dans une certaine mesure, la clef d'un succès aussi rapide et aussi complet.

Il s'agit manifestement ici d'une tuberculose à son début; sa forme a été tout d'abord et est restée bronchitique; c'est-à-dire que le bacille, en pénétrant dans les voies respiratoires, s'est fixé, s'est greffé sur les bronches, et n'a pas été plus loin. Si j'en crois les signes stéthoscopiques très nets; il est resté cantonné dans les bronches moyennes, et n'est jamais descendu jusqu'aux bronchioles terminales, jusqu'aux infundibula pulmonaires. La nature des râles et leur brusque disparition m'autorisent à parler de la sorte.

Tuberculose au début, greffe bacillaire sur un compartiment assez superficiel de l'arbre respiratoire, ce sont là deux conditions favorables pour l'expulsion facile du microbe ou la modification rapide du terrain. Ou l'Eau-Bonne en effet a provoqué la sortie des produits phlegmatiques et bacillaires, ou elle a stérilisé les divisions bronchiques infectées, et les a rendues impropres à la vie du parasite.

Je ne veux pas m'appesantir plus longuement sur le mode d'action des Eaux-Bonnes dans la tuberculose pulmonaire; mais je tenais à préciser par un exemple, quelques-unes des conditions qui dictent l'intervention active, et préjugent les heureux effets de la cure.

Comme je le disais tout à l'heure, le poumon du phtisique supporte plus ou moins patiemment les atteintes du bacille. Les péripéties de la lutte dénotent des attaques, des révoltes et des défenses aussi variées qu'inattendues. Tantôt nous assistons à l'évolution pure et simple d'un catarrhe, qui semble dépourvu de virulence; tantôt nous sommes en face d'une poussée phlegmasique, atteignant d'emblée un maximum de puissance toxique. Tel de nos malades vit sans fièvre avec un poumon creusé de cavernes; tel autre, avec une lésion à peine perceptible, meurt empoisonné par l'agent infectieux.

Tant il est vrai qu'au point de vue clinique il existe une véritable échelle de la tuberculose, et que depuis le rhume *négligé* et *organique* jusqu'à la fièvre *granulique* et *seminale*, nous devons admettre tous les degrés possibles de mésopages et d'intermédiaires pathologiques!

Opposerons-nous donc les mêmes armes à des états morbides si divers? Non, qu'il s'agisse d'Eaux minérales ou de climats, nous n'irons pas chercher les indications de la cure dans les qualités intrinsèques des agents de la thérapeutique et de l'hygiène ; nous les chercherons et nous les trouverons dans les réactions physiologiques ou pathologiques du malade.

Il est bien certain, par exemple, que le phtisique irritable et fébricitant devra préférer pour ses villégiatures de l'hiver, les régions sud-ouest de la France à celles du sud-est. Un climat humide et tempéré lui conviendra mieux qu'un climat sec et chaud. Du reste, c'est dans la succession et l'alternance habilement ménagées de cures climatériques opposées, que réside la véritable efficacité du traitement hygiénique de nos tuberculeux pulmonaires.

Vous connaissez, comme moi, un grand nombre de phtisiques, qui après avoir passé plusieurs hivers consécutifs sur les bords de la Méditerranée, et en avoir retiré le plus réel et le plus grand bénéfice ont dû changer de résidence, et choisir les rivages de l'Océan pour calmer leur excitabilité respiratoire, circulatoire ou nerveuse, et pour rétablir l'équilibre de leurs fonctions digestives troublées.

Le poitrinaire, est-il besoin de le répéter ? est un protée. Il ne diffère pas seulement de son voisin, mais il n'est jamais semblable à lui-même ; il nous offre toutes les surprises, et pour le sauvegarder, il nous faut mettre en jeu des moyens préservatifs et curatifs aussi complexes que divers.

Aujourd'hui nous devons le *proteger*, demain nous devrons l'*aguerrir*. Je touche ainsi à la question dominante du jour, celle des sanatoria.

Depuis quelques années, on ne parle pour le phtisique que des cures d'air, faites dans de certaines conditions.

Pour moi, la question des sanatoria se résume en un seul mot : *surveillance incessante* du malade. Que la cure d'air soit faite dans des établissements ouverts ou fermés, situés dans la montagne, au bord de la mer ou dans la plaine, dans un climat chaud ou dans un climat froid, il n'importe ! La première condition à remplir, celle qui prime toutes les autres, est d'avoir une direction médicale, méthodique et ferme, tant vaut le médecin, tant vaut le sanatorium.

Mais je m'arrête, je n'ai voulu aujourd'hui mettre en relief qu'un seul élément du traitement du phtisique, celui des Eaux minérales, et des Eaux-Bonnes en particulier ; je prie la Société de me permettre à la rentrée, de revenir sur la cure purement hygiénique du poitrinaire

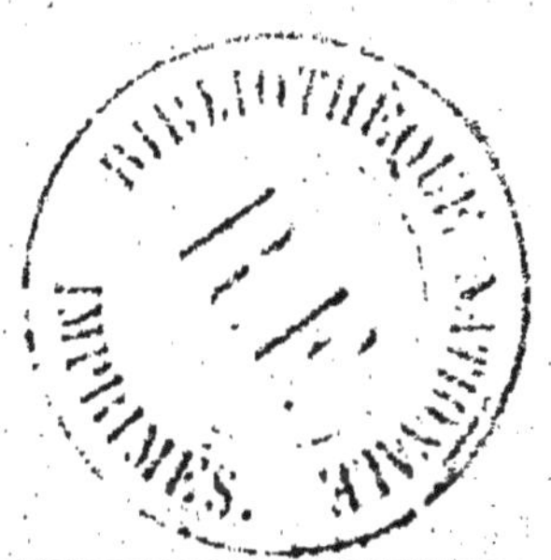

Imp. Alcan-Lévy, 24, rue Chauchat.

BIBLIOTHEQUE NATIONALE DE FRANCE
3 7511 00176713 9

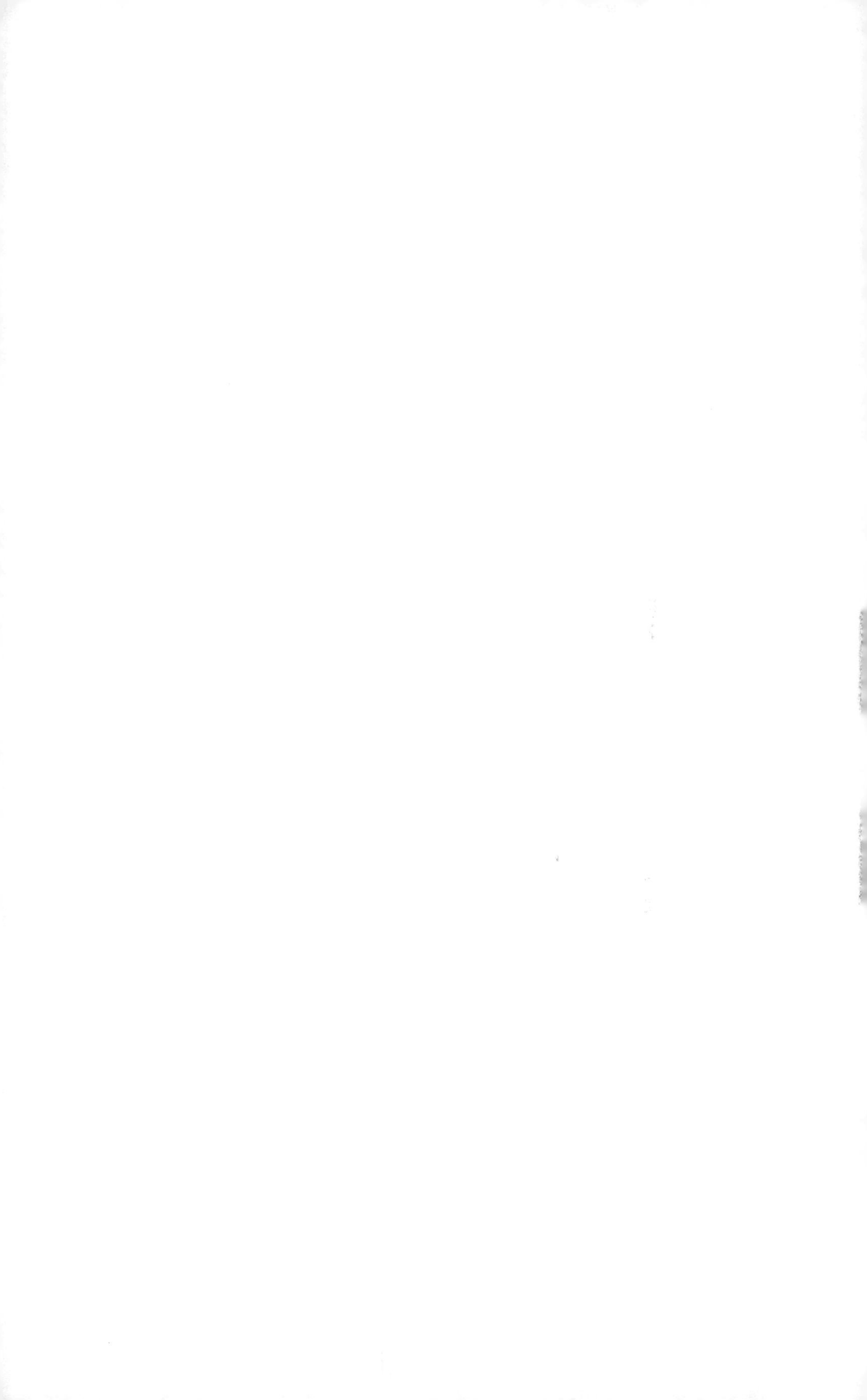

www.ingramcontent.com/pod-product-compliance
Ingram Content Group UK Ltd.
Pitfield, Milton Keynes, MK11 3LW, UK
UKHW021926230726
13925UKWH00007B/2431